ATENCIÓN FARMACÉUTICA EN EL MANEJO DE ANTICOAGULANTES Y ANTIAGREGANTES: GUÍA RÁPIDA PARA LA FARMACIA

Antonio Álvarez-Cienfuegos De Aguirre

Atención Farmacéutica en el Manejo de Anticoagulantes y Antiagregantes: Guía rápida para la farmacia

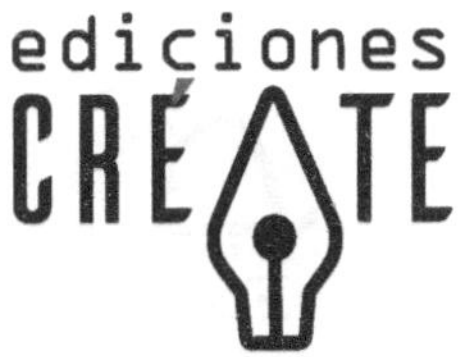

Primera edición: julio 2024

EDITA:
Editamás, editorial y contenidos digitales

DEPÓSITO LEGAL:
BA-000348-2024

ISBN:
978-84-128929-5-6

MAQUETACIÓN, IMPRESIÓN Y PEDIDOS:
www.editamas.com
924 180791
Impreso con tintas ecológicas
Impreso en papel con certificado FSC

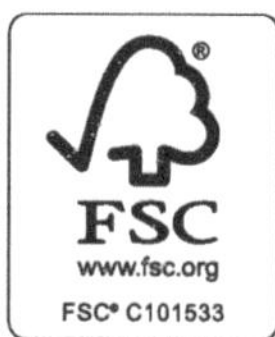

Dedicado a mi compañera de vida Marián,
que sin su estímulo diario,
este libro no sería una realidad.
Muchas gracias.

PRÓLOGO

Dentro de la medicación de que se maneja en Atención Primaria, son los antiagregantes, y más aún los anticoagulantes, los fármacos más peligrosos que se manejan. Su uso debe estar bien vigilado debido a que una errónea utilización puede derivar en nefastas consecuencias.

La farmacia comunitaria, debido a su cercanía poblacional, es un centro de referencia para un primer control de estos medicamentos. Una atención farmacéutica integral del paciente, conlleva una correcta utilización, así como una detección de posibles errores de medicación.

Por lo tanto, este libro pretende ser una guía completa y práctica para profesionales de la farmacia que manejan pacientes en tratamiento con anticoagulantes y antiagregantes, proporcionando tanto información técnica como herramientas prácticas para la gestión de estos medicamentos.

CAPÍTULO 1: INTRODUCCIÓN

IMPORTANCIA DEL MANEJO DE ANTICOAGULANTES Y ANTIAGREGANTES

El manejo adecuado de los anticoagulantes y antiagregantes es crucial en la práctica clínica debido a su papel fundamental en la prevención de complicaciones graves, como los tromboembolismos y los eventos cardiovasculares. Estas complicaciones pueden tener consecuencias potencialmente mortales, por lo que el uso seguro y eficaz de estos medicamentos es esencial para mejorar los resultados de los pacientes.

1. Los anticoagulantes son fundamentales en la prevención y tratamiento de diversas condiciones tromboembólicas, como la trombosis venosa profunda (TVP) y el embolismo pulmonar (EP). Al inhibir la coagulación sanguínea, estos medicamentos reducen significativamente el riesgo de formación de coágulos que pueden obstruir vasos sanguíneos importantes.

2. Los antiagregantes plaquetarios juegan un papel crucial en la prevención de eventos cardiovasculares, como el infarto de miocardio y el accidente cerebrovascular isquémico. Al impedir la agregación plaquetaria, estos medicamentos ayudan a mantener la fluidez sanguínea y prevenir la formación de trombos en las arterias.

3. El uso adecuado de anticoagulantes y antiagregantes ha demostrado reducir significativamente la mortalidad y morbilidad asociadas con enfermedades tromboembólicas y cardiovasculares. Esto subraya la importancia de un manejo riguroso y bien informado de estos fármacos.

OBJETIVOS DEL LIBRO

Este libro tiene como objetivo principal educar a los profesionales de la salud en el manejo integral de anticoagulantes y antiagregantes, cubriendo aspectos clave como la educación al paciente y el manejo de interacciones. Los objetivos específicos son:

1. Brindar información exhaustiva y actualizada sobre los diferentes tipos de anticoagulantes y antiagregantes, sus mecanismos de acción, indicaciones, contraindicaciones y efectos secundarios.

4. Enseñar estrategias para el uso seguro de estos medicamentos, incluyendo la monitorización adecuada, ajustes de dosis y manejo de situaciones especiales como la cirugía o la hemorragia.

5. Desarrollar habilidades para educar a los pacientes sobre la importancia de la adherencia al tratamiento, reconocer signos de complicaciones y saber cuándo buscar atención médica.

6. Capacitar en la identificación y manejo de interacciones medicamentosas y alimentarias que puedan afectar la eficacia y seguridad de los anticoagulantes y antiagregantes.

7. Promover un enfoque multidisciplinario en el manejo de estos fármacos, incluyendo la colaboración entre médicos, enfermeros, farmacéuticos y otros profesionales de la salud para optimizar la atención al paciente.

CAPÍTULO 2: FUNDAMENTOS DE LOS ANTICOAGULANTES Y ANTIAGREGANTES

Entender estas diferencias y mecanismos es esencial para el manejo efectivo de los anticoagulantes y antiagregantes en la práctica clínica, optimizando la terapia para prevenir complicaciones mientras se minimizan los riesgos asociados.

DEFINICIONES Y DIFERENCIAS

Anticoagulantes: Son medicamentos que interfieren en el proceso de coagulación sanguínea, reduciendo la capacidad de la sangre para formar coágulos. Se utilizan principalmente para prevenir y tratar condiciones tromboembólicas como la trombosis venosa profunda (TVP) y el embolismo pulmonar (EP). Los anticoagulantes comunes incluyen la warfarina/acenocumarol (la warfarina se asimila a acenocumarol en su uso), la heparina, y los anticoagulantes orales directos (ACODs) como el dabigatrán, el rivaroxabán, y el apixabán.

Antiagregantes: Son medicamentos que inhiben la agregación de plaquetas, un paso clave en la formación de coágulos en las arterias. Son esenciales para la prevención de eventos cardiovasculares, como el infarto de miocardio y el accidente cerebrovascular. Los antiagregantes más conocidos incluyen la aspirina, el clopidogrel, el prasugrel, y el ticagrelor.

Diferencias Clave:

- Los anticoagulantes actúan sobre diversos factores del proceso de coagulación, mientras que los antiagregantes se centran en inhibir la función plaquetaria.
- Los anticoagulantes se utilizan principalmente en enfermedades venosas y condiciones que predisponen a la formación de coágulos, como la fibrilación auricular. Los antiagregantes son fundamentales en la prevención de eventos arteriales.
- Ambos tipos de medicamentos aumentan el riesgo de hemorragias, pero su manejo y los sitios de sangrado pueden diferir según el tipo de fármaco y la indicación.

PRINCIPIOS DE FARMACOLOGÍA

Absorción, Distribución, Metabolismo y Excreción (ADME):

- La biodisponibilidad de estos medicamentos varía. Por ejemplo, la warfarina/acenocumarol se absorbe bien por vía oral, mientras que la heparina no se absorbe por el tracto gastrointestinal y debe administrarse por vía subcutánea o intravenosa.
- Una vez en el torrente sanguíneo, estos medicamentos se distribuyen por el cuerpo, a menudo uniéndose a proteínas plasmáticas. La warfarina/acenocumarol, por ejemplo, se une en gran medida a la albúmina.
- Muchos anticoagulantes y antiagregantes se metabolizan en el hígado. La warfarina/acenocumarol se metaboliza a través del sistema enzimático del citocromo P450, mientras que los nuevos ACODs tienen diferentes rutas metabólicas.

- La eliminación de estos medicamentos puede ser renal o hepática. Por ejemplo, el dabigatrán se excreta predominantemente por vía renal, lo que requiere ajustes de dosis en pacientes con insuficiencia renal.

Farmacodinámica:

- Varía según el fármaco. La heparina tiene un inicio de acción rápido, mientras que la warfarina/acenocumarol puede tardar varios días en alcanzar su efecto terapéutico.
- También varía. Los antiagregantes como la aspirina tienen una duración de efecto prolongada debido a su irreversibilidad en la inhibición de la ciclooxigenasa en las plaquetas.

MECANISMOS DE ACCIÓN

Anticoagulantes:

- **Warfarina/**Acenocumarol**:** Inhibe la síntesis de factores de coagulación dependientes de la vitamina K (II, VII, IX, y X) en el hígado, reduciendo la formación de coágulos.
- **Heparina:** Potencia la acción de la antitrombina III, lo que inhibe varias enzimas de la coagulación, incluida la trombina y el factor Xa.
- **ACODs:** Estos incluyen inhibidores directos de la trombina (como el dabigatrán) e inhibidores directos del factor Xa (como el rivaroxabán y el apixabán). Actúan directamente sobre sus respectivos objetivos sin necesidad de cofactores.

Antiagregantes:

- Inhibe irreversiblemente la ciclooxigenasa-1 (COX-1) en las plaquetas, reduciendo la producción de tromboxano A2, un potente promotor de la agregación plaquetaria.

- Son inhibidores del receptor de ADP P2Y12 en las plaquetas, bloqueando una vía crucial para la activación y agregación plaquetaria.
- También inhibe el receptor P2Y12, pero de manera reversible y con un mecanismo de acción diferente que no requiere conversión metabólica activa.

CAPÍTULO 3: TIPOS DE ANTICOAGULANTES Y ANTIAGREGANTES

Este capítulo proporciona una descripción detallada de los diversos tipos de anticoagulantes y antiagregantes, incluyendo su mecanismo de acción, indicaciones y consideraciones de manejo clínico.

ANTICOAGULANTES

Warfarina/Acenocumarol

Mecanismo de Acción:

- Tanto la warfarina como el acenocumarol son antagonistas de la vitamina K, inhibiendo la síntesis de factores de coagulación dependientes de esta vitamina (II, VII, IX, X) en el hígado.
- Esta inhibición reduce la capacidad de coagulación de la sangre.

Indicaciones:

- Prevención y tratamiento de trombosis venosa profunda (TVP) y embolia pulmonar (EP).
- Prevención de eventos tromboembólicos en pacientes con fibrilación auricular y en aquellos con prótesis valvulares cardíacas.

Manejo:

- Requieren monitorización regular del INR (International Normalized Ratio) para ajustar la dosis y mantener un rango terapéutico (generalmente entre 2 y 3).

- Se deben tener en cuenta las interacciones medicamentosas y alimentarias que pueden afectar el efecto anticoagulante de estos fármacos.
- Educación al paciente sobre signos de sangrado y la importancia de mantener una dieta constante en vitamina K.

Heparinas

Tipos:

- Se administra por vía intravenosa o subcutánea y se utiliza para el tratamiento inicial de emergencia de trombosis.
- Incluyen enoxaparina, dalteparina y tinzaparina, y se utilizan principalmente para la prevención y el tratamiento de la trombosis venosa profunda y embolia pulmonar.

Indicaciones:

- Tratamiento y prevención de trombosis venosa profunda y embolia pulmonar.
- Profilaxis perioperatoria de trombosis en cirugía ortopédica mayor.

Manejo:

- La dosificación de las heparinas varía según el peso corporal y la indicación.
- Se pueden administrar por vía subcutánea, generalmente una o dos veces al día, sin necesidad de monitorización de laboratorio de rutina.

Inhibidores Directos de la Trombina (Dabigatrán)

Mecanismo de Acción:

- El dabigatrán es un inhibidor directo y reversible de la trombina, que impide la conversión de fibrinógeno en fibrina.

Indicaciones:

- Prevención de accidentes cerebrovasculares y embolias sistémicas en pacientes con fibrilación auricular no valvular.
- Tratamiento de trombosis venosa profunda y embolia pulmonar.

Manejo:

- No requiere monitorización de laboratorio de rutina.
- Precaución en pacientes con insuficiencia renal, ya que el dabigatrán se elimina principalmente por los riñones.

Inhibidores del Factor Xa (Rivaroxabán, Apixabán, Edoxabán)

Mecanismo de Acción:

- Estos fármacos inhiben directamente el factor Xa, una enzima clave en la cascada de coagulación, evitando así la formación de trombinasa.

Indicaciones:

- Prevención de accidentes cerebrovasculares y embolias sistémicas en pacientes con fibrilación auricular no valvular.

- Tratamiento y prevención de trombosis venosa profunda y embolia pulmonar.
- Profilaxis de trombosis en cirugía ortopédica mayor.

Manejo:

- No requieren monitorización de laboratorio de rutina.
- Precaución en pacientes con insuficiencia renal o hepática, ya que pueden afectar su eliminación.

ANTIAGREGANTES

Aspirina

Uso:

- La aspirina, o ácido acetilsalicílico, es un antiagregante plaquetario que se utiliza principalmente para la prevención primaria y secundaria de eventos cardiovasculares, como infarto de miocardio y accidente cerebrovascular.

Manejo:

- Dosis bajas (75-100 mg) se utilizan para la prevención primaria en pacientes con riesgo cardiovascular.
- Dosis más altas (300-325 mg) se usan en el tratamiento agudo del infarto de miocardio.

Clopidogrel

Uso:

- El clopidogrel es un antiagregante plaquetario que se utiliza en combinación con aspirina para la prevención de eventos aterotrombóticos en pacientes con síndrome coronario agudo, enfermedad arterial periférica y después de ciertos procedimientos coronarios.

Manejo:

- Se administra generalmente como una dosis de carga seguida de dosis de mantenimiento.
- Requiere precaución en pacientes con polimorfismos genéticos que pueden reducir su eficacia.

Prasugrel y Ticagrelor

Indicaciones:

- Estos antiagregantes se utilizan en pacientes con síndrome coronario agudo, especialmente aquellos sometidos a intervención coronaria percutánea, para prevenir eventos cardiovasculares isquémicos.

Manejo:

- La dosis de carga y la dosis de mantenimiento varían según el fármaco y la indicación.
- Requieren precaución en pacientes con antecedentes de accidente cerebrovascular o hemorragia gastrointestinal.

CAPÍTULO 4: INDICACIONES Y USO CLÍNICO

Este capítulo explora las indicaciones y el uso clínico de anticoagulantes y antiagregantes en diversas condiciones médicas, incluyendo la prevención y el tratamiento de tromboembolismo venoso, fibrilación auricular, prevención de eventos cardiovasculares y el manejo post-quirúrgico.

Prevención y Tratamiento de Tromboembolismo Venoso (TEV)

Indicaciones Específicas:

- Pacientes con alto riesgo de trombosis venosa profunda (TVP) y embolia pulmonar (EP), como aquellos sometidos a cirugía mayor, pacientes inmovilizados, o con antecedentes personales o familiares de TEV.
- Individuos con cáncer, quienes tienen un riesgo aumentado de TEV.

Manejo:

- Uso de anticoagulantes como heparinas de bajo peso molecular (HBPM) o warfarina/acenocumarol para la prevención y el tratamiento de TEV.
- Duración del tratamiento varía según la causa y el riesgo individual de recurrencia.

Fibrilación Auricular (FA)

Uso de Anticoagulantes en FA:

- Los pacientes con fibrilación auricular tienen un mayor riesgo de formación de coágulos en la aurícula izquierda, aumentando el riesgo de accidente cerebrovascular embólico.
- Anticoagulantes orales como warfarina/acenocumarol, dabigatrán, rivaroxabán, apixabán y edoxabán son utilizados para reducir este riesgo.

Manejo:

- La elección del anticoagulante depende de factores como la edad, comorbilidades, y la preferencia del paciente.
- Se requiere un balance entre la reducción del riesgo de accidente cerebrovascular y el riesgo de sangrado.

Prevención de Eventos Cardiovasculares

Uso de Antiagregantes:

- Los antiagregantes plaquetarios, como la aspirina, el clopidogrel, prasugrel y ticagrelor, se utilizan para prevenir eventos cardiovasculares en pacientes con enfermedad arterial coronaria, enfermedad cerebrovascular o factores de riesgo cardiovascular.

Manejo:

- Se administran principalmente en combinación con otras terapias, como estatinas y antihipertensivos, como parte de un enfoque integral para reducir el riesgo cardiovascular.

- La dosis y la duración del tratamiento varían según la condición clínica del paciente y las guías clínicas actuales.

Manejo Post-Quirúrgico

Uso de Anticoagulantes y Antiagregantes en el Período Postoperatorio:

- Después de ciertas cirugías, como la ortopédica mayor o la cirugía cardíaca, existe un mayor riesgo de trombosis.
- Los anticoagulantes y antiagregantes pueden ser indicados para prevenir eventos tromboembólicos en este período de tiempo.

Manejo:

- La elección y la duración del tratamiento dependen del tipo de cirugía, el riesgo individual del paciente y las recomendaciones de las guías clínicas.
- Se deben considerar factores como el riesgo de sangrado asociado con la cirugía y la necesidad de profilaxis antitrombótica en el período postoperatorio.

CAPÍTULO 5: MANEJO FARMACÉUTICO DE ANTICOAGULANTES Y ANTIAGREGANTES

INICIO Y MONITOREO DEL TRATAMIENTO

Dosificación Inicial

El inicio y ajuste de la dosificación en el tratamiento con anticoagulantes y antiagregantes es crucial para asegurar la efectividad y minimizar los riesgos de complicaciones. A continuación, se detallan los aspectos esenciales para comenzar y ajustar la dosis de estos medicamentos:

1. ANTICOAGULANTES:

a. Warfarina/acenocumarol:

- La dosificación de warfarina debe individualizarse según el paciente, teniendo en cuenta factores como edad, peso, dieta, estado de salud y otros medicamentos que esté tomando. La dosis inicial típica varía entre 2-5 mg diarios.
- Basado en los resultados del INR (International Normalized Ratio), la dosis debe ajustarse para mantener el INR dentro del rango terapéutico especí-

fico para la condición del paciente (generalmente entre 2.0 y 3.0, aunque puede variar).

b. Heparina:

- Puede administrarse por vía intravenosa o subcutánea. La heparina no fraccionada (HNF) suele iniciarse con un bolo intravenoso seguido de una infusión continua, mientras que la heparina de bajo peso molecular (HBPM) se administra subcutáneamente.
- Para HNF, el tiempo de tromboplastina parcial activado (aPTT) se usa para monitorear y ajustar la dosis. La HBPM generalmente no requiere monitoreo rutinario, aunque en situaciones específicas (insuficiencia renal, obesidad extrema) puede ser necesario medir los niveles de anti-factor Xa.

c. Nuevos anticoagulantes orales (NAO):

- Incluyen fármacos como dabigatrán, rivaroxabán, apixabán y edoxabán. Cada uno tiene pautas específicas de dosificación inicial basadas en la condición tratada, la función renal y otros factores individuales.
- Estos medicamentos tienen menos necesidad de monitoreo rutinario en comparación con la warfarina, aunque la función renal debe revisarse periódicamente.

2. ANTIAGREGANTES:

a. Aspirina:

- La dosis profiláctica común es de 75-100 mg diarios para la prevención de eventos cardiovasculares.
- Generalmente, no se requiere un ajuste de dosis rutinario.

b. Clopidogrel:

- Se administra típicamente una dosis de carga de 300-600 mg, seguida de una dosis de mantenimiento de 75 mg diarios.
- No es común ajustar la dosis; sin embargo, en casos de resistencia al clopidogrel, se puede considerar cambiar a otro antiagregante.

c. Otros antiagregantes (ticagrelor, prasugrel):

- La dosificación específica varía según el medicamento y la condición tratada.
- Similar al clopidogrel, el ajuste de dosis no es rutinario, pero se debe tener en cuenta la función renal y hepática.

Monitoreo de INR

El INR es una medida estandarizada del tiempo de protrombina (TP) y es crucial para los pacientes que toman warfarina, ya que ayuda a determinar la tendencia del paciente a la coagulación o al sangrado.

Importancia del INR:

- Permite ajustar la dosis de warfarina para mantener el INR dentro del rango terapéutico adecuado, minimizando el riesgo de trombosis o hemorragia.
- Es necesario realizar pruebas de INR regularmente, especialmente al inicio del tratamiento, para ajustar las dosis de manera adecuada.
- Dieta (alimentos ricos en vitamina K), enfermedades, otros medicamentos (que pueden interactuar con la warfarina), y el consumo de alcohol pueden influir en los niveles de INR.

Interpretación del INR:

- Generalmente, el rango terapéutico para la mayoría de las condiciones es entre 2.0 y 3.0. En algunas situaciones, como válvulas cardíacas mecánicas, el rango puede ser más alto (2.5-3.5).
- Indican un riesgo mayor de formación de coágulos y puede requerir un aumento en la dosis de warfarina.
- Sugieren un mayor riesgo de sangrado y pueden requerir una reducción de la dosis de warfarina o intervención médica para disminuir el INR.

Protocolos de ajuste de dosis:

- Los ajustes de la dosis de warfarina suelen hacerse en pequeños incrementos o decrementos (5-15%) basado en el INR actual y el rango objetivo.
- Inicialmente, el INR se monitorea con frecuencia (varias veces por semana), y una vez que se estabiliza, se puede espaciar a cada 1-4 semanas dependiendo de la estabilidad del paciente.

En resumen, el manejo farmacéutico de anticoagulantes y antiagregantes requiere un enfoque personalizado y minucioso, con un monitoreo constante y ajustes de dosis basados en parámetros específicos como el INR en el caso de la warfarina. La cooperación entre el paciente y el equipo de salud es fundamental para asegurar la seguridad y eficacia del tratamiento.

Educación al Paciente

La educación al paciente es un componente esencial en el manejo de anticoagulantes y antiagregantes, ya que mejora la adherencia al tratamiento, ayuda a identificar y manejar signos de sangrado y proporciona información crucial sobre interacciones medicamentosas y alimentarias.

ADHERENCIA AL TRATAMIENTO

1. Estrategias para Mejorar la Adherencia:

a. Educación Continua:

- Asegurarse de que el paciente entienda la importancia de la medicación, cómo funciona y los riesgos de no seguir las indicaciones.
- Programar reuniones periódicas para reforzar la información y responder preguntas.

b. Recordatorios y Herramientas:

- Uso de aplicaciones móviles, mensajes de texto o alarmas para recordar al paciente la toma de medicamentos.
- Uso de cajas de pastillas semanales o mensuales para ayudar a organizar las dosis diarias.

c. Apoyo Familiar y de la Comunidad:

- Incluir a miembros de la familia en la educación y el seguimiento del tratamiento.
- Participar en grupos de apoyo donde los pacientes pueden compartir experiencias y estrategias para mejorar la adherencia.

d. Simplificación del Régimen:

- Siempre que sea posible, simplificar el régimen de medicamentos para minimizar la confusión y el olvido.

SIGNOS DE SANGRADO

1. Cómo Identificar y Manejar Signos de Sangrado:

a. Signos Comunes de Sangrado:

- Moratones sin causa aparente o aumento de tamaño de los mismos.
- Sangrado frecuente de la nariz o encías.
- Sangre en la orina (hematuria) o heces oscuras/negra (melena).

b. Signos de Sangrado Grave:

- Vómito con sangre.
- Tos con sangre.
- Dolor de cabeza severo, confusión, debilidad, o dificultad para hablar o moverse.

c. Manejo de Sangrado:

- Cualquier signo de sangrado debe ser reportado inmediatamente a un profesional de salud.
- Puede ser necesario interrumpir temporalmente el medicamento bajo la supervisión de un médico.
- En casos de sangrado severo, acudir a un centro de emergencia.

INTERACCIONES

1. Educación sobre Interacciones Medicamentosas y Alimentarias:

a. Medicamentos:

- Pueden aumentar el riesgo de sangrado.
- Algunos pueden aumentar los niveles de warfarina y el riesgo de sangrado.
- Combinación de anticoagulantes o antiagregantes puede aumentar el riesgo de hemorragia.

b. Alimentos:

- Alimentos ricos en vitamina K (como brócoli, espinacas, col rizada) pueden reducir la eficacia de la warfarina. Los pacientes deben mantener una ingesta constante de estos alimentos.
- El consumo de alcohol puede afectar la metabolización de los anticoagulantes y aumentar el riesgo de sangrado.

c. Suplementos y Hierbas:

- Algunos suplementos, especialmente aquellos que contienen vitamina K, pueden interferir con la warfarina.
- Ginkgo biloba, ajo y otros suplementos pueden aumentar el riesgo de sangrado.

d. Estrategias de Educación:

- Proporcionar listas de alimentos y medicamentos a evitar.
- Fomentar que los pacientes comuniquen todos los medicamentos y suplementos que estén tomando a su proveedor de salud.

- Distribuir folletos y guías sobre interacciones comunes.

En resumen, una educación efectiva al paciente sobre la adherencia al tratamiento, la identificación y manejo de signos de sangrado, y las interacciones medicamentosas y alimentarias es fundamental para el manejo seguro y efectivo de anticoagulantes y antiagregantes. Esto no solo mejora los resultados del tratamiento sino que también empodera al paciente para participar activamente en su propio cuidado de salud.

SEGUIMIENTO Y EVALUACIÓN CONTINUA

El seguimiento y la evaluación continua son elementos fundamentales en el manejo farmacéutico de anticoagulantes y antiagregantes. Aseguran la efectividad del tratamiento, la seguridad del paciente y la adaptación a cualquier cambio en su condición o circunstancias.

EVALUACIÓN REGULAR

1. Importancia de las Revisiones Periódicas:

a. Monitorización de la Eficacia:

- Evaluar regularmente la respuesta del paciente al tratamiento para ajustar las dosis según sea necesario, especialmente en el caso de la warfarina, donde el INR debe mantenerse dentro de un rango terapéutico específico.

- Verificar si se están alcanzando los objetivos terapéuticos, como la prevención de eventos tromboembólicos o cardiovasculares.

b. Detección de Efectos Adversos:

- Las revisiones periódicas permiten identificar de manera temprana efectos adversos, como hemorragias o reacciones alérgicas, y tomar medidas correctivas rápidamente.
- Asegurar que los parámetros de seguridad, como la función renal y hepática, se mantengan dentro de los límites aceptables.

c. Adaptación a Cambios:

- Ajustar el tratamiento en respuesta a cambios en la salud del paciente, como la aparición de nuevas enfermedades o cambios en el estado clínico.
- Revisar otros medicamentos que el paciente esté tomando para evitar interacciones peligrosas.

d. Educación Continua:

- Utilizar las consultas para reforzar la educación del paciente sobre el tratamiento, la adherencia y la identificación de signos de sangrado.

USO DE HERRAMIENTAS DE SEGUIMIENTO

1. Aplicaciones y Registros para Monitorizar el Tratamiento:

a. Aplicaciones Móviles:

- Aplicaciones que envían recordatorios para la toma de medicamentos, ayudando a mejorar la adherencia.
- Aplicaciones específicas para pacientes en tratamiento con warfarina que permiten registrar y seguir los valores de INR, facilitando la comunicación de estos datos al equipo de salud.

b. Registros Electrónicos de Salud:

- Mantener un registro completo del historial médico del paciente, incluyendo valores de INR, resultados de pruebas de laboratorio, y ajustes de dosis.
- Facilitar la compartición de información entre diferentes proveedores de salud, asegurando un manejo integral del paciente.

c. Registros Manuales:

- Animar a los pacientes a llevar un diario donde registren la toma de medicamentos, valores de INR, signos de sangrado y cualquier otro síntoma relevante.
- Proveer plantillas o formularios para que los pacientes anoten su adherencia al tratamiento y otros parámetros importantes.

d. Programas de Seguimiento:

- Participar en programas estructurados de seguimiento clínico donde se realicen evaluaciones periódicas y se brinde apoyo continuo al paciente.
- Establecer líneas de comunicación, como números de teléfono o correos electrónicos, donde los pacientes puedan obtener asesoría rápida sobre su tratamiento.

BENEFICIOS DEL USO DE HERRAMIENTAS DE SEGUIMIENTO:

- Las herramientas de seguimiento ayudan a mantener al paciente comprometido con su tratamiento, reduciendo el riesgo de omisión de dosis.
- Permiten un monitoreo más preciso y continuo, proporcionando datos útiles para la toma de decisiones clínicas.
- Fomentan una mayor participación del paciente en su propio cuidado, lo que puede llevar a mejores resultados de salud.

En resumen, la evaluación regular y el uso de herramientas de seguimiento son componentes esenciales para un manejo eficaz de los anticoagulantes y antiagregantes. Estas prácticas aseguran que el tratamiento sea efectivo, seguro y adaptado a las necesidades individuales del paciente, además de fomentar la educación y el empoderamiento del paciente en su cuidado de salud.

CAPÍTULO 6: INTERACCIONES MEDICAMENTOSAS Y ALIMENTARIAS

ANTICOAGULANTES

Warfarina/Acenocumarol y Vitamina K

1. Cómo la Vitamina K Afecta la Acción de la Warfarina:

La warfarina y el acenocumarol son anticoagulantes que funcionan inhibiendo la síntesis de factores de coagulación dependientes de la vitamina K. La vitamina K es esencial para la carboxilación de estos factores, y su disponibilidad en el organismo puede influir significativamente en la efectividad de estos anticoagulantes.

a. Mecanismo de Acción:

- La warfarina actúa inhibiendo la enzima epóxido reductasa, que es necesaria para reciclar la vitamina K a su forma activa. Esto reduce la capacidad del hígado para producir factores de coagulación activos.
- Con menos factores de coagulación activos disponibles, la sangre se vuelve menos propensa a coagularse, lo cual es útil para prevenir eventos tromboembólicos.

b. Efecto de la Vitamina K en la Warfarina:

- Una ingesta alta de vitamina K puede contrarrestar el efecto anticoagulante de la warfarina, disminuyendo el INR (International Normalized Ratio) y aumentando el riesgo de coagulación.
- Por el contrario, una reducción en la ingesta de vitamina K puede aumentar el INR, incrementando el riesgo de hemorragia.

c. Fuentes de Vitamina K:

- Incluyen verduras de hoja verde (como espinacas, brócoli, col rizada), hígado, y ciertos aceites vegetales (como el de soja y canola).
- Es crucial que los pacientes mantengan una ingesta constante de vitamina K para evitar fluctuaciones significativas en el INR. Cambios drásticos en la dieta pueden desestabilizar el control del anticoagulante.

d. Manejo de la Dieta:

- Los pacientes deben ser educados sobre la importancia de una dieta constante en vitamina K y cómo ciertos alimentos pueden afectar su tratamiento.
- El INR debe monitorearse regularmente para ajustar la dosis de warfarina según sea necesario en respuesta a cambios en la dieta.

INTERACCIONES CON MEDICAMENTOS

1. Ejemplos de Medicamentos que Interactúan con Anticoagulantes:

a. Medicamentos que Aumentan el Efecto de la Warfarina:

- Pueden inhibir el metabolismo de la warfarina, aumentando el INR y el riesgo de sangrado.
- También inhiben el metabolismo hepático de la warfarina, incrementando su concentración en sangre.
- Pueden prolongar la vida media de la warfarina, aumentando su efecto anticoagulante.
- Pueden potenciar el efecto anticoagulante de la warfarina.

b. Medicamentos que Disminuyen el Efecto de la Warfarina:

- Aumentan el metabolismo de la warfarina, disminuyendo su concentración y eficacia.
- Pueden reducir el INR al aumentar los factores de coagulación.

c. Medicamentos con Riesgo Incrementado de Sangrado:

- Pueden aumentar el riesgo de hemorragia gastrointestinal.
- Aumentan el riesgo de sangrado cuando se combinan con warfarina.

d. Otros Medicamentos:

- Pueden aumentar el riesgo de sangrado al interferir con la función plaquetaria.
- Pueden alterar la eficacia de la warfarina al interferir con su metabolismo.

MANEJO DE INTERACCIONES MEDICAMENTOSAS:

- Es crucial revisar todos los medicamentos y suplementos que el paciente esté tomando para identificar posibles interacciones.
- Basado en la revisión, puede ser necesario ajustar la dosis de warfarina y realizar un monitoreo más frecuente del INR.
- Los pacientes deben informar a su proveedor de salud sobre cualquier cambio en su medicación, incluyendo medicamentos de venta libre y suplementos herbales.

En resumen, la comprensión y manejo de las interacciones medicamentosas y alimentarias es esencial para el control efectivo de la terapia anticoagulante. La educación continua y el monitoreo regular son claves para prevenir complicaciones y asegurar que los pacientes reciban el máximo beneficio de su tratamiento.

ANTIAGREGANTES

Aspirina y Antiinflamatorios

1. Interacciones y Manejo:

a. Interacciones con Otros Antiinflamatorios:

- El uso concomitante de aspirina con otros AINEs (como ibuprofeno, naproxeno, diclofenaco) puede aumentar el riesgo de efectos adversos gastrointestinales, como úlceras y hemorragias. Los AINEs también pueden interferir con el efecto cardioprotector de la aspirina al competir por el sitio de acción en las plaquetas.
- Si se requiere el uso de AINEs, se debe administrar el AINE al menos 30 minutos después de la aspirina o 8 horas antes para evitar la interferencia con el efecto antiplaquetario de la aspirina.
- Considerar el uso de IBP para proteger el tracto gastrointestinal cuando se combina la aspirina con AINEs.

b. Interacciones con Otros Medicamentos:

- La combinación de aspirina con anticoagulantes aumenta significativamente el riesgo de sangrado. Esta combinación debe ser monitoreada de cerca y utilizada con precaución.
-
- Realizar monitoreos más frecuentes del INR y otros parámetros de coagulación.
- Evaluar cuidadosamente los beneficios frente a los riesgos de la combinación y considerar alternativas si es posible.

c. Interacciones con Antidiabéticos:

- La aspirina puede potenciar el efecto hipoglucemiante de estos medicamentos, aumentando el riesgo de hipoglucemia.
- Los niveles de glucosa deben ser monitoreados regularmente para ajustar las dosis de los antidiabéticos según sea necesario.

d. Interacciones con Antihipertensivos:

- La combinación de aspirina con estos medicamentos puede reducir su efectividad y aumentar el riesgo de daño renal.
- Monitorear la presión arterial y la función renal regularmente.
- Ajustar la dosificación de antihipertensivos si es necesario.

SUPLEMENTOS Y HIERBAS

1. Consideraciones sobre el Uso de Suplementos:

a. Interacciones con Suplementos:

- Puede tener un efecto anticoagulante leve y, cuando se combina con aspirina, puede aumentar el riesgo de sangrado.
- En dosis altas, estos suplementos pueden potenciar el efecto antiplaquetario de la aspirina, aumentando el riesgo de sangrado.
- Asegurarse de que las dosis de estos suplementos sean moderadas y adecuadas para el paciente.
- Monitorear signos de sangrado y ajustar la dosificación según sea necesario.

b. Interacciones con Hierbas:

- Puede aumentar el riesgo de sangrado cuando se combina con aspirina debido a su efecto inhibidor de la agregación plaquetaria.
- Tienen propiedades anticoagulantes naturales y pueden aumentar el riesgo de sangrado cuando se usan junto con aspirina.
- Puede disminuir los niveles de ciertos medicamentos, pero no afecta significativamente a la aspirina.
- Los pacientes deben informar a su médico sobre cualquier suplemento o hierba que estén tomando.
- Evaluar el riesgo de hemorragia y ajustar la dosis de aspirina o recomendar la discontinuación de ciertos suplementos si es necesario.

c. Suplementos de Calcio y Magnesio:

- La absorción de estos minerales puede verse afectada cuando se toman junto con aspirina.
- Recomendar que los suplementos de calcio y magnesio se tomen en un horario diferente al de la aspirina.

d. Suplementos de Vitamina C:

- Generalmente, la vitamina C tiene pocas interacciones significativas con la aspirina, pero puede alterar la acidez estomacal.
- Monitorear cualquier síntoma gastrointestinal y ajustar la dosis o la forma de administración si es necesario.

En resumen, las interacciones medicamentosas y alimentarias con anticoagulantes y antiagregantes requieren una gestión cuidadosa para evitar complicaciones graves. La educación continua del paciente, el monitoreo regular y la comunicación efectiva entre el paciente y el equipo de salud son fundamentales para manejar estas interacciones de manera segura y efectiva.

CONSEJOS DIETÉTICOS

Alimentos Ricos en Vitamina K

1. Lista de Alimentos Ricos en Vitamina K y Cómo Manejarlos en la Dieta:

La vitamina K juega un papel crucial en la coagulación sanguínea y puede interferir con la eficacia de los anticoagulantes como la warfarina y el acenocumarol. Es importante que los pacientes mantengan una ingesta constante de vitamina K para evitar fluctuaciones en sus niveles de INR (International Normalized Ratio).

a. Alimentos Ricos en Vitamina K:
Verduras de Hoja Verde:

- Muy alta en vitamina K.
- Alta en vitamina K.
- Alta en vitamina K.
- Moderadamente alto en vitamina K.
- Moderadamente alto en vitamina K.

Otros Vegetales:

- Muy alta en vitamina K.
- Moderadamente altos en vitamina K.
- Moderadamente alto en vitamina K.
- Contenido moderado de vitamina K.
- Moderadamente alta en vitamina K.

Aceites Vegetales:

- Alto en vitamina K.
- Moderadamente alto en vitamina K.

Hierbas Frescas:

- Muy alto en vitamina K.
- Alto en vitamina K.

Otros Alimentos:

- Contiene una cantidad significativa de vitamina K.
- Alto en vitamina K.

b. Manejo en la Dieta:

Consistencia en la Ingesta:

- Es fundamental que los pacientes mantengan una ingesta constante de alimentos ricos en vitamina K. No se recomienda eliminar estos alimentos, sino consumir cantidades consistentes diariamente.
- Los pacientes deben ser educados sobre la importancia de mantener una dieta equilibrada y consistente en vitamina K para estabilizar el INR.

Planificación de Comidas:

- Llevar un diario de alimentos puede ayudar a los pacientes a rastrear su ingesta de vitamina K y mantenerla constante.
- Los pacientes pueden beneficiarse de consultas con nutricionistas para planificar una dieta adecuada que mantenga una ingesta constante de vitamina K.

Monitoreo y Ajustes:

- Si se hacen cambios en la dieta, es crucial que el médico ajuste la dosis de warfarina en función de los nuevos niveles de vitamina K.
- Después de cualquier cambio significativo en la dieta, el INR debe ser monitoreado con mayor frecuencia para evitar desequilibrios.

Dieta y INR

1. Cómo la Dieta Puede Afectar los Niveles de INR:

La dieta tiene un impacto directo en los niveles de INR, especialmente en pacientes que toman anticoagulantes como la warfarina. La vitamina K, en particular, puede afectar la eficacia de estos medicamentos.

a. Impacto de la Vitamina K en el INR:

- Un aumento en la ingesta de vitamina K puede disminuir el INR, reduciendo la eficacia de la warfarina y aumentando el riesgo de formación de coágulos.
- Una disminución en la ingesta de vitamina K puede aumentar el INR, elevando el riesgo de hemorragia.

b. Otros Factores Dietéticos que Afectan el INR:

- El consumo excesivo de alcohol puede aumentar el INR, mientras que la abstinencia repentina puede disminuirlo. El alcohol también puede interferir con el metabolismo hepático de la warfarina.

- Los aceites ricos en vitamina K, como el de soja y canola, deben consumirse de manera constante.
- Altas cantidades de fibra pueden interferir con la absorción de la warfarina.

c. Estrategias para Manejar la Dieta y el INR:
Educación y Apoyo Continuo:

- Los pacientes deben recibir educación continua sobre cómo los alimentos y otros factores dietéticos pueden afectar sus niveles de INR.
- Trabajar en conjunto con nutricionistas y otros profesionales de la salud para monitorear y ajustar la dieta según sea necesario.

Monitoreo Regular:

- Monitorear regularmente el INR para detectar cualquier cambio que pueda deberse a variaciones en la dieta.
- Ajustar proactivamente la dosificación de la warfarina en respuesta a los cambios en la dieta y otros factores que puedan afectar el INR.

Registro de la Dieta:

- Mantener un registro diario de los alimentos consumidos para correlacionar los cambios en la dieta con las variaciones en el INR.
- Evaluar periódicamente los registros dietéticos y los resultados del INR para realizar ajustes informados en el plan de tratamiento.

En resumen, la dieta juega un papel crucial en la gestión de los niveles de INR en pacientes que toman anticoagulantes. Mantener una ingesta constante de vitamina K y estar consciente de otros factores dietéticos que pueden afectar el INR es esencial para asegurar la eficacia y seguridad del tratamiento. La educación continua y el monitoreo regular son clave para lograr este objetivo.

CAPÍTULO 7: MANEJO DE SITUACIONES ESPECIALES

PACIENTES POLIMEDICADOS: ESTRATEGIAS PARA MANEJAR LA POLIFARMACIA

La polifarmacia, definida como el uso de múltiples medicamentos simultáneamente, es común en pacientes con enfermedades crónicas y puede complicar el manejo de los anticoagulantes y antiagregantes debido a un mayor riesgo de interacciones medicamentosas y efectos adversos. Una gestión cuidadosa y estratégica es esencial para minimizar riesgos y optimizar la terapia.

ESTRATEGIAS PARA MANEJAR LA POLIFARMACIA

1. Evaluación Inicial y Continua:

a. Revisión Completa de Medicamentos:

- Recopilar información detallada sobre todos los medicamentos que el paciente está tomando, incluyendo prescripciones, medicamentos de venta libre, suplementos y hierbas.
- Evaluar regularmente la lista de medicamentos para identificar posibles interacciones, duplicaciones y medicamentos innecesarios.

b. Uso de Herramientas de Evaluación:

- Utilizar criterios de Beers para identificar medicamentos potencialmente inapropiados en pacientes mayores.
- Emplear software y bases de datos de interacciones medicamentosas para analizar posibles interacciones entre los medicamentos del paciente.

2. Optimización de la Terapia Medicamentosa:

a. Desprescripción:

- Identificar medicamentos que pueden ser suspendidos o cuyo beneficio no supera los riesgos, especialmente aquellos con alto potencial de interacciones.
- Desprescribir gradualmente para evitar efectos adversos de la retirada y monitorear la respuesta del paciente.

b. Simplificación de la Terapia:

- Simplificar los regímenes de medicación siempre que sea posible, reduciendo la frecuencia de dosificación y el número total de medicamentos.
- Considerar el uso de medicamentos de combinación fija cuando sea apropiado para reducir la carga de la píldora.

3. Coordinación y Comunicación:

a. Comunicación Interdisciplinaria:

- Fomentar una comunicación abierta y regular entre médicos, farmacéuticos, enfermeras y otros profesionales de la salud involucrados en el cuidado del paciente.

- Utilizar registros médicos electrónicos compartidos para asegurar que todos los proveedores de atención tengan acceso a la información completa y actualizada del paciente.

b. Educación del Paciente:

- Proveer a los pacientes y cuidadores información detallada sobre cada medicamento, incluyendo el propósito, la dosis, los posibles efectos secundarios y las interacciones.
- Implementar estrategias para mejorar la adherencia, como recordatorios de medicación, envases de medicamentos organizados y apoyo educativo continuo.

4. Monitoreo y Ajustes:

a. Monitoreo Regular:

- Monitorear parámetros clínicos relevantes como el INR en pacientes con warfarina, niveles de glucosa en sangre en diabéticos y función renal en pacientes con riesgo de insuficiencia renal.
- Vigilar de cerca cualquier síntoma de interacciones medicamentosas, como sangrado, mareos, hipotensión o signos de toxicidad.

b. Ajustes Terapéuticos:

- Ajustar las dosis de medicamentos según sea necesario basándose en los resultados del monitoreo y los cambios en el estado del paciente.
- Modificar el tratamiento rápidamente en respuesta a la aparición de efectos adversos o interacciones medicamentosas.

5. Uso de Tecnología y Recursos:

a. Aplicaciones y Recordatorios:

- Utilizar aplicaciones de salud que ayuden a los pacientes a seguir sus regímenes de medicación, enviar recordatorios y registrar la toma de medicamentos.
- Considerar el uso de dispositivos de monitorización domiciliarios para parámetros específicos, como la presión arterial o los niveles de glucosa, que pueden ser útiles para ajustar la terapia en tiempo real.

b. Apoyo Farmacéutico:

- Realizar revisiones farmacéuticas periódicas para evaluar la terapia medicamentosa del paciente y hacer recomendaciones sobre posibles ajustes.
- Proveer educación continua a los pacientes sobre la importancia de la adherencia al tratamiento y cómo manejar los posibles efectos secundarios y las interacciones medicamentosas.

Conclusión:

El manejo de la polifarmacia en pacientes que requieren anticoagulantes y antiagregantes es un desafío complejo que requiere un enfoque multidisciplinario, una comunicación efectiva y una evaluación y monitoreo continuos. La implementación de estrategias para optimizar la terapia medicamentosa, educar a los pacientes y utilizar herramientas tecnológicas puede mejorar significativamente los resultados del tratamiento y la seguridad del paciente.

Pacientes con Comorbilidades

Diabetes: Manejo en Pacientes Diabéticos

1. Consideraciones Generales:

a. Riesgo Incrementado de Complicaciones:

- Los pacientes diabéticos tienen un mayor riesgo de eventos tromboembólicos debido a la disfunción endotelial y la mayor agregación plaquetaria.
- La diabetes puede aumentar el riesgo de complicaciones microvasculares, incluyendo retinopatía y nefropatía, lo cual puede complicar el manejo anticoagulante.

2. Interacciones y Ajustes:

a. Interacción con Antidiabéticos:

- La aspirina y otros antiagregantes pueden potenciar el efecto hipoglucemiante de medicamentos como las sulfonilureas y la insulina, aumentando el riesgo de hipoglucemia.

b. Monitoreo de Glucosa:

- Es fundamental realizar monitoreos frecuentes de la glucosa en sangre para detectar y manejar hipoglucemias.
- Ajustar las dosis de antidiabéticos y anticoagulantes según sea necesario, basado en los niveles de glucosa y el INR.

c. Educación del Paciente:

- Educar a los pacientes sobre los signos de hipoglucemia y cómo responder adecuadamente.

- Reforzar la importancia de la adherencia al tratamiento y la dieta para mantener la estabilidad de los niveles de glucosa y INR.

Hipertensión: Consideraciones en Pacientes Hipertensos

1. Riesgo Incrementado de Sangrado:

a. Efecto de los Anticoagulantes:

- Los pacientes hipertensos que toman anticoagulantes tienen un mayor riesgo de hemorragia, especialmente si la presión arterial no está bien controlada.
- Algunos antihipertensivos pueden interactuar con los anticoagulantes, afectando su metabolismo y eficacia.

2. Monitoreo y Ajustes:

a. Control de la Presión Arterial:

- Es crucial monitorear la presión arterial regularmente para asegurar que esté bien controlada.
- Ajustar la medicación antihipertensiva según sea necesario para mantener la presión arterial en niveles seguros.

b. Educación del Paciente:

- Educar a los pacientes sobre la importancia de mantener la presión arterial bajo control para minimizar el riesgo de complicaciones hemorrágicas.
- Instruir a los pacientes sobre los signos de hemorragia (como hematomas inusuales, sangrado nasal frecuente) y la importancia de buscar atención médica inmediata si ocurren.

Insuficiencia Renal: Ajustes de Dosis y Manejo

1. Consideraciones Farmacocinéticas:

a. Metabolismo de Medicamentos:

- La insuficiencia renal puede afectar la eliminación de anticoagulantes y antiagregantes, aumentando el riesgo de toxicidad.
- Muchos anticoagulantes requieren ajustes de dosis basados en la función renal, medida por la tasa de filtración glomerular (TFG).

2. Monitoreo y Ajustes:

a. Evaluación de la Función Renal:

- Monitorear la TFG regularmente para ajustar las dosis de los medicamentos según la función renal.
- Realizar pruebas de sangre periódicas para monitorear los niveles de medicamentos y su efecto anticoagulante.

b. Medicamentos Específicos:

Anticoagulantes Orales Directos (DOACs):

- Estos medicamentos pueden requerir ajuste de dosis o estar contraindicados en pacientes con insuficiencia renal severa.
- Se elimina en gran parte por vía renal y puede acumularse en pacientes con insuficiencia renal, requiriendo ajustes de dosis estrictos.

Warfarina:

- La warfarina no se elimina por vía renal, pero su uso aún requiere monitoreo cuidadoso del INR en pacientes con insuficiencia renal.

c. Educación del Paciente:

- Educar a los pacientes sobre la importancia de mantener una adecuada hidratación para preservar la función renal.
- Instruir a los pacientes sobre los signos de toxicidad de los anticoagulantes y la necesidad de buscar atención médica si ocurren (por ejemplo, sangrado excesivo, dolor abdominal, fatiga extrema).

Conclusión:

El manejo de anticoagulantes y antiagregantes en pacientes con comorbilidades como diabetes, hipertensión e insuficiencia renal requiere un enfoque personalizado y cuidadoso. La monitorización regular, la educación continua del paciente y la coordinación entre los diferentes proveedores de atención médica son esenciales para minimizar riesgos y optimizar los resultados del tratamiento.

Perioperatorio y Procedimientos Invasivos Manejo Pre y Postoperatorio

1. Protocolos para Suspender y Reanudar el Tratamiento:

El manejo de anticoagulantes y antiagregantes en el contexto perioperatorio es crítico para minimizar el riesgo de sangrado y tromboembolismo. El enfoque debe ser individualizado, basado en el riesgo de trombosis del paciente y el riesgo de sangrado asociado con el procedimiento.

a. Suspensión de Anticoagulantes y Antiagregantes:

Anticoagulantes:

- Generalmente, se recomienda suspender la warfarina 5 días antes de la cirugía para permitir que el INR vuelva a un nivel seguro (normalmente < 1.5). El INR debe ser monitoreado de cerca antes de la cirugía.
- La suspensión depende de la función renal y el riesgo de sangrado del procedimiento. En general, se recomienda suspender 24-48 horas antes para procedimientos de bajo riesgo y 48-72 horas antes para procedimientos de alto riesgo.
- La heparina no fraccionada generalmente se suspende 4-6 horas antes de la cirugía, mientras que las HBPM se suspenden aproximadamente 24 horas antes.

Antiagregantes:

- Para procedimientos de bajo riesgo de sangrado, la aspirina puede continuar. Para procedimientos de alto riesgo, puede ser suspendida 5-7 días antes de la cirugía.
- Generalmente se suspenden 5-7 días antes de la cirugía.

b. Reanudación del Tratamiento:

Anticoagulantes:

- Generalmente se reanuda 12-24 horas después de la cirugía si hay un riesgo de sangrado controlado. La dosis de mantenimiento debe ser ajustada para alcanzar el rango terapéutico adecuado.

- Se pueden reanudar 24-48 horas después de la cirugía, dependiendo del riesgo de sangrado postoperatorio y la función renal del paciente.
- Se pueden reanudar 12-24 horas después de la cirugía en pacientes con bajo riesgo de sangrado, comenzando con dosis profilácticas antes de volver a dosis terapéuticas.

Antiagregantes:

- Generalmente se reanuda 24 horas después de la cirugía si el riesgo de sangrado es bajo.
- Se reanudan generalmente 24-48 horas después de la cirugía, dependiendo del riesgo de sangrado.

c. Estrategias de Puenteo:

En pacientes con alto riesgo de trombosis (ej., válvulas cardíacas mecánicas, antecedentes de tromboembolismo recurrente), puede ser necesario un tratamiento de puenteo con heparina no fraccionada o HBPM:

- Utilizada comúnmente para el puenteo, comenzando aproximadamente 36 horas después de la última dosis de warfarina y continuando hasta 24 horas antes de la cirugía.
- Puede ser utilizada en el hospital en un entorno controlado para un puenteo más inmediato y reversible.

Procedimientos Invasivos

1. Consideraciones Especiales:

a. Evaluación del Riesgo de Sangrado:

- Clasificar el procedimiento como de bajo, moderado o alto riesgo de sangrado es crucial para determinar la estrategia adecuada.
- Evaluar comorbilidades, como la función renal y hepática, que pueden afectar el riesgo de sangrado y la capacidad de coagulación.

b. Procedimientos de Bajo Riesgo:

- Procedimientos dentales simples, endoscopia sin biopsia, cirugía menor.
- En muchos casos, los anticoagulantes y antiagregantes pueden continuarse sin interrupción, o puede ser suficiente una suspensión breve.

c. Procedimientos de Alto Riesgo:

- Cirugía mayor (cardíaca, ortopédica, neurocirugía), procedimientos invasivos con riesgo significativo de sangrado.
- Generalmente se requiere la suspensión de anticoagulantes y antiagregantes según los protocolos establecidos, con posible uso de estrategias de puenteo.

d. Procedimientos Intervencionistas Guiados:

- En estos procedimientos, se requiere una coordinación cuidadosa con el cardiólogo intervencionista. Puede ser necesario ajustar el tiempo de suspensión de anticoagulantes y considerar terapias puente.

- La decisión de suspender la terapia debe ser balanceada con el riesgo de trombosis del paciente. Puede ser necesario un manejo específico, como la administración de heparina de bajo peso molecular.

2. Manejo Intraoperatorio:

a. Hemostasia:

- Utilizar técnicas avanzadas de hemostasia, como electrocauterio y agentes hemostáticos locales, para minimizar el sangrado.
- Estar preparado para la administración de productos sanguíneos y agentes reversores si ocurre un sangrado significativo.

b. Coordinación del Equipo de Salud:

- La coordinación entre el equipo quirúrgico, anestesiólogos, y hematólogos es crucial para un manejo exitoso.
- Tener un protocolo de emergencia establecido para manejar complicaciones hemorrágicas intraoperatorias.

Conclusión

El manejo de anticoagulantes y antiagregantes en el contexto perioperatorio y durante procedimientos invasivos requiere una planificación cuidadosa, una evaluación del riesgo individualizado y una coordinación estrecha entre el equipo de salud. Suspender y reanudar la terapia anticoagulante y antiagregante debe ser hecho de manera meticulosa para balancear el riesgo de trombosis y sangrado, asegurando una transición segura y eficaz en el periodo perioperatorio.

CAPÍTULO 8: CASOS PRÁCTICOS Y ESTUDIOS DE CASO

RELATOS DE PACIENTES

Descripción de Casos Reales y cómo se Manejaron

1. Caso 1: Manejo de Anticoagulantes en Paciente con Fibrilación Auricular

Descripción del Caso: Paciente de 72 años con diagnóstico de fibrilación auricular no valvular, quien requiere anticoagulación para prevenir eventos tromboembólicos. Tiene antecedentes de hipertensión arterial y diabetes tipo 2.

Manejo: Después de una evaluación integral de riesgos y beneficios, se decidió iniciar tratamiento con un anticoagulante oral directo (DOAC) en lugar de warfarina debido a su mayor conveniencia y menor necesidad de monitoreo. Se educó al paciente sobre la importancia de la adherencia al tratamiento y se proporcionó información sobre signos de sangrado y cuándo buscar atención médica.

Resultado: El paciente toleró bien el DOAC y se mantuvo estable en seguimiento. Se realizó un monitoreo regular de la función renal y se ajustó la dosis según sea necesario. No se observaron complicaciones tromboembólicas ni hemorrágicas durante el seguimiento a largo plazo.

Análisis de Situaciones Clínicas Lecciones Aprendidas y Mejores Prácticas

1. Lecciones del Caso 1:

- La elección del anticoagulante debe basarse en la evaluación individual de riesgos y beneficios, considerando la conveniencia, el perfil de seguridad y las preferencias del paciente.
- La educación adecuada del paciente es fundamental para promover la adherencia al tratamiento y la identificación temprana de posibles complicaciones.
- Es importante realizar un seguimiento regular del paciente para evaluar la eficacia y seguridad del tratamiento, y realizar ajustes según sea necesario.

2. Mejores Prácticas:

- Involucrar a un equipo multidisciplinario, que incluya médicos, farmacéuticos y otros profesionales de la salud, para garantizar una atención integral y coordinada.
- Utilizar herramientas clínicas, como escalas de riesgo y algoritmos de manejo, para guiar la toma de decisiones y garantizar un enfoque basado en la evidencia.
- Establecer un seguimiento continuo del paciente, con revisiones periódicas y evaluación de resultados a largo plazo, para garantizar un manejo óptimo y prevenir complicaciones.

Conclusión

Los casos prácticos y estudios de caso proporcionan una oportunidad invaluable para aprender de experiencias reales y aplicar conocimientos en situaciones clínicas concretas. A través del análisis detallado de casos, podemos identificar mejores prácticas, lecciones aprendidas y estrategias efectivas para mejorar la atención al paciente y optimizar los resultados del tratamiento. El enfoque multidisciplinario, la educación del paciente y el seguimiento continuo son fundamentales para garantizar un manejo óptimo en casos de anticoagulación y antiagregación.

2. Caso 2: Manejo de Antiagregantes en Paciente con Síndrome Coronario Agudo

Descripción del Caso: Paciente de 58 años que presenta un síndrome coronario agudo con elevación del segmento ST (SCACEST). Tiene antecedentes de hipertensión arterial y dislipidemia. Se le realiza una angioplastia coronaria con colocación de stent.

Manejo: Durante la hospitalización, se le administra una terapia antiagregante dual (aspirina más clopidogrel) para prevenir la trombosis stent. Se suspenden temporalmente otros medicamentos que puedan aumentar el riesgo de sangrado, como los anticoagulantes y los antiinflamatorios no esteroides (AINEs). Se educa al paciente sobre la importancia de la adherencia a la medicación y se le proporcionan pautas claras sobre el manejo de los efectos secundarios y los signos de sangrado.

Resultado: El paciente se recupera satisfactoriamente de la angioplastia y es dado de alta con una terapia antiagregante dual durante un período específico, seguido de terapia antiagregante simple a largo plazo. Se programa un seguimiento regular para evaluar la eficacia del tratamiento y monitorear la función cardíaca y renal.

Lecciones Aprendidas y Mejores Prácticas:

- La duración óptima de la terapia antiagregante dual después de una angioplastia con stent debe individualizarse según el riesgo isquémico y hemorrágico del paciente.
- Es crucial suspender temporalmente otros medicamentos que puedan aumentar el riesgo de sangrado durante la terapia antiagregante dual.
- Proporcionar educación detallada al paciente sobre la importancia de la adherencia al tratamiento y los signos de complicaciones, como sangrado gastrointestinal o hematomas inusuales.

3. Caso 3: Complicaciones Hemorrágicas en Paciente Anticoagulado

Descripción del Caso: Paciente de 67 años con fibrilación auricular y antecedentes de accidente cerebrovascular isquémico previo, quien está anticoagulado con warfarina. Ingresa al hospital con hematuria macroscópica y hematomas extensos en las extremidades inferiores.

Manejo: Se realiza una evaluación exhaustiva para determinar la causa de las complicaciones hemorrágicas. Se suspende temporalmente la warfarina y se administra vitamina K para revertir el efecto anticoagulante. Se realiza una transfusión de plaquetas y se controla estrechamente la hemorragia. Se revisan los factores de riesgo modificables, como la hipertensión no controlada, para reducir el riesgo de recurrencia.

Resultado: Después de un período de hospitalización y monitoreo, las complicaciones hemorrágicas se resuelven gradualmente. Se reinicia la anticoagulación con una dosis ajustada de warfarina y se realiza un seguimiento cuidadoso para detectar cualquier signo de recurrencia de sangrado o eventos tromboembólicos.

Lecciones Aprendidas y Mejores Prácticas:

- Es fundamental tomar medidas rápidas para detener la hemorragia, revertir el efecto anticoagulante y abordar cualquier causa subyacente.
- Después de una complicación hemorrágica, el reinicio de la anticoagulación debe basarse en una evaluación cuidadosa del riesgo isquémico y hemorrágico del paciente, con una dosis inicial conservadora y monitoreo frecuente.
- Se deben revisar y abordar los factores de riesgo modificables para reducir el riesgo de complicaciones tanto trombóticas como hemorrágicas.

4. Caso 4: Manejo de Antiagregantes en Paciente con Alto Riesgo Cardiovascular y Úlcera Péptica

Descripción del Caso: Paciente de 65 años con antecedentes de infarto de miocardio y angioplastia coronaria previa. Actualmente está en tratamiento con aspirina y clopidogrel. Sin embargo, presenta síntomas de dispepsia y se le diagnostica una úlcera péptica activa.

Manejo: Se evalúa cuidadosamente el riesgo cardiovascular del paciente y se discuten las opciones de tratamiento antiagregante. Se decide suspender temporalmente el clopidogrel y continuar solo con aspirina a una dosis más baja. Se inicia terapia con inhibidores de la bomba de protones para tratar la úlcera y prevenir sangrado gastrointestinal.

Resultado: La dispepsia del paciente mejora con el tratamiento para la úlcera, y no se observan nuevos eventos cardiovasculares durante el seguimiento. Se realiza un monitoreo regular de los síntomas gastrointestinales y la función plaquetaria, y se reevalúa la necesidad de reiniciar el clopidogrel en el futuro.

Lecciones Aprendidas y Mejores Prácticas:

- En pacientes con alto riesgo cardiovascular y úlcera péptica, se puede considerar una estrategia de tratamiento antiagregante más conservadora, que incluya la suspensión temporal de ciertos medicamentos y el uso de terapia gastroprotectora.
- Es crucial individualizar el tratamiento antiagregante en función del riesgo cardiovascular y el riesgo de sangrado de cada paciente, teniendo en cuenta las comorbilidades y las necesidades específicas.
- Se debe realizar un seguimiento estrecho de los pacientes con tratamientos antiagregantes modificados, con monitoreo regular de síntomas gastrointestinales, evaluación de la función plaquetaria y reevaluación periódica del riesgo cardiovascular.

5. Caso 5: Manejo de Anticoagulantes en Paciente con Trombosis Venosa Profunda y Neoplasia

Descripción del Caso: Paciente de 70 años con diagnóstico reciente de trombosis venosa profunda (TVP) bilateral. Durante la evaluación se descubre una neoplasia de colon metastásica.

Manejo: Se inicia tratamiento anticoagulante con heparina de bajo peso molecular y se consulta con un oncólogo para discutir opciones de tratamiento para la neoplasia. Se realiza una evaluación cuidadosa del riesgo trombótico y hemorrágico del paciente, considerando la neoplasia como un factor de riesgo adicional.

Resultado: Se establece un plan de tratamiento integral en colaboración con el equipo oncológico, que incluye anticoagulación a largo plazo con warfarina y tratamiento específico para la neoplasia. Se realizan monitoreos regulares para evaluar la respuesta al tratamiento anticoagulante y la progresión de la neoplasia.

Lecciones Aprendidas y Mejores Prácticas:

- Los pacientes con neoplasia y eventos trombóticos requieren un enfoque multidisciplinario que involucre a hematólogos, oncólogos y otros especialistas para garantizar un manejo integral y coordinado.
- Se debe realizar una evaluación cuidadosa del riesgo trombótico y hemorrágico de cada paciente, teniendo en cuenta factores como la neoplasia y otras comorbilidades.

- Es fundamental proporcionar educación al paciente y a los cuidadores sobre la importancia de la adherencia al tratamiento anticoagulante, así como sobre los signos de complicaciones trombóticas y hemorrágicas que deben ser reportadas de inmediato.

6. Caso 6: Manejo de Anticoagulantes en Paciente con Fibrilación Auricular y Insuficiencia Renal Crónica

Descripción del Caso: Paciente de 78 años con diagnóstico de fibrilación auricular y antecedentes de insuficiencia renal crónica moderada. Actualmente está anticoagulado con warfarina para prevenir eventos tromboembólicos.

Manejo: Se realiza una evaluación detallada del estado renal del paciente y se ajusta la dosis de warfarina según la función renal, utilizando fórmulas de estimación del aclaramiento de creatinina. Se monitoriza regularmente el INR y se educa al paciente sobre la importancia de mantener un estilo de vida saludable y una hidratación adecuada.

Resultado: El paciente logra mantener un INR terapéutico dentro del rango objetivo con ajustes cuidadosos de la dosis de warfarina. Se mantiene estable en seguimiento, con una función renal relativamente estable y sin eventos tromboembólicos ni complicaciones hemorrágicas significativas.

Lecciones Aprendidas y Mejores Prácticas:

- En pacientes con insuficiencia renal, es crucial ajustar la dosis de anticoagulantes según la función renal para evitar el riesgo de toxicidad o subdosificación.

- La monitorización frecuente del INR es esencial en pacientes con insuficiencia renal y anticoagulación con warfarina, para garantizar que se mantenga dentro del rango terapéutico y minimizar el riesgo de eventos tromboembólicos o sangrado.
- Proporcionar educación al paciente sobre la importancia de seguir las recomendaciones del médico, mantener una hidratación adecuada y reportar cualquier síntoma o efecto secundario que puedan experimentar durante el tratamiento anticoagulante.

7. Caso 7: Manejo de Antiagregantes en Paciente con Historial de Sangrado Gastrointestinal

Descripción del Caso: Paciente de 62 años con antecedentes de sangrado gastrointestinal previo atribuido al uso de antiinflamatorios no esteroides (AINEs) y aspirina para el alivio del dolor crónico. Actualmente está siendo evaluado para un posible tratamiento antiagregante debido a un diagnóstico reciente de enfermedad arterial periférica.

Manejo: Se realiza una evaluación exhaustiva del riesgo cardiovascular del paciente y se discuten las opciones de tratamiento antiagregante, teniendo en cuenta su historial de sangrado gastrointestinal. Se decide evitar el uso de aspirina y optar por un antiagregante diferente, como clopidogrel, que puede tener un perfil de sangrado gastrointestinal más favorable.

Resultado: El paciente tolera bien el tratamiento con clopidogrel y no experimenta nuevos episodios de sangrado gastrointestinal durante el seguimiento. Se realizan controles regulares para monitorear la función plaquetaria y evaluar la efectividad del tratamiento antiagregante en la prevención de eventos cardiovasculares.

Lecciones Aprendidas y Mejores Prácticas:

- En pacientes con antecedentes de sangrado gastrointestinal, es importante seleccionar un antiagregante con un menor riesgo de exacerbación de sangrado, como el clopidogrel en lugar de la aspirina.
- Es crucial realizar una evaluación integral del riesgo cardiovascular del paciente, teniendo en cuenta tanto los factores de riesgo tradicionales como las comorbilidades y los antecedentes de sangrado, para personalizar el tratamiento antiagregante.
- Se deben programar controles regulares para monitorear la efectividad y la seguridad del tratamiento antiagregante, con especial atención a la prevención de eventos cardiovasculares y la detección temprana de complicaciones hemorrágicas.

8. Caso 8: Manejo Perioperatorio en Paciente Anticoagulado para Procedimiento de Reemplazo de Cadera

Descripción del Caso: Paciente de 70 años con antecedentes de fibrilación auricular y tratamiento anticoagulante con rivaroxabán. Se programa un procedimiento de reemplazo total de cadera debido a osteoartritis grave.

Manejo: Se evalúa el riesgo de trombosis versus el riesgo de sangrado perioperatorio y se establece un plan de manejo en colaboración con el cirujano ortopédico y el hematólogo. Se suspende el rivaroxabán 24-48 horas antes del procedimiento y se inicia la profilaxis con heparina de bajo peso molecular. Se reinicia el rivaroxabán de manera temprana después del procedimiento, una vez que el riesgo de sangrado ha disminuido.

Resultado: El paciente tolera bien el procedimiento de reemplazo de cadera sin complicaciones trombóticas ni hemorrágicas perioperatorias. Se reanuda el tratamiento anticoagulante con rivaroxabán según lo programado y se realiza un seguimiento estrecho para evaluar la eficacia y seguridad del tratamiento.

Lecciones Aprendidas y Mejores Prácticas:

- La planificación preoperatoria meticulosa, en colaboración con un equipo multidisciplinario, es esencial para garantizar un manejo seguro y eficaz de la anticoagulación perioperatoria.
- En ciertos casos, como procedimientos ortopédicos mayores, puede ser necesario el uso de terapia puente con heparina para minimizar el riesgo trombótico perioperatorio.
- Se debe considerar el reinicio temprano del tratamiento anticoagulante después del procedimiento, una vez que el riesgo de sangrado ha disminuido, para reducir el riesgo de eventos trombóticos perioperatorios.

9. Caso 9: Manejo de Anticoagulantes en Paciente con Hemorragia Intracraneal

Descripción del Caso: Paciente de 60 años con fibrilación auricular tratado con dabigatrán, quien presenta una hemorragia intracraneal espontánea.

Manejo: Se suspende inmediatamente el dabigatrán y se inicia la reversión con agentes específicos, como idarucizumab, si está disponible. Se realiza una evaluación completa para determinar la causa y la gravedad de la hemorragia intracraneal y se toman medidas para controlar la presión intracraneal y prevenir complicaciones adicionales.

Resultado: A pesar de los esfuerzos de manejo intensivo, el paciente desarrolla complicaciones graves y fallece debido a la extensión de la hemorragia intracraneal. Se realiza una revisión detallada del caso para identificar posibles factores contribuyentes y lecciones aprendidas.

Lecciones Aprendidas y Mejores Prácticas:

- En casos de hemorragia intracraneal asociada con anticoagulantes, la reversión rápida del anticoagulante es crucial para minimizar el riesgo de complicaciones graves.
- Es esencial realizar una evaluación y monitorización continuas del paciente para detectar y tratar de manera oportuna cualquier complicación relacionada con la hemorragia intracraneal.
- Después de un evento adverso grave, como una hemorragia intracraneal, se debe realizar una revisión detallada del caso para identificar posibles áreas de mejora en el manejo y prevenir eventos similares en el futuro.

CAPÍTULO 9: HERRAMIENTAS Y RECURSOS PARA PROFESIONALES DE LA SALUD

GUÍAS Y PROTOCOLOS CLÍNICOS

Recursos Disponibles para Profesionales

1. La ACC/AHA proporciona una amplia variedad de guías clínicas basadas en evidencia para el manejo de enfermedades cardiovasculares, incluyendo la fibrilación auricular, la enfermedad arterial periférica y el síndrome coronario agudo.

2. La ESC publica directrices actualizadas regularmente sobre el diagnóstico y tratamiento de enfermedades cardiovasculares, incluyendo la fibrilación auricular, la trombosis venosa profunda y la enfermedad coronaria.

3. ASH proporciona directrices y recomendaciones clínicas para el manejo de trastornos hematológicos, incluyendo la anticoagulación en pacientes con trombosis venosa profunda, embolia pulmonar y fibrilación auricular.

4. ACCP publica pautas de práctica clínica basadas en evidencia para el manejo de trastornos respiratorios y cardiovasculares, incluyendo la anticoagulación en el contexto de la trombosis venosa profunda y la embolia pulmonar.

5. NHLBI ofrece recursos educativos y guías de práctica clínica para el manejo de enfermedades cardiovasculares y trastornos relacionados, incluyendo la hipertensión arterial y la enfermedad coronaria.

6. NIDDK proporciona recursos y herramientas para el manejo de la diabetes y enfermedades renales, que pueden ser relevantes para el manejo de pacientes con complicaciones de anticoagulación.

Estas organizaciones y sus respectivas directrices clínicas proporcionan a los profesionales de la salud información actualizada y basada en evidencia para guiar el manejo de pacientes con anticoagulantes y antiagregantes, así como otras condiciones médicas asociadas. Es importante que los profesionales de la salud estén familiarizados con estas guías y protocolos clínicos y los utilicen como recursos en su práctica clínica diaria para brindar una atención de alta calidad y basada en la evidencia a sus pacientes.

Aplicaciones y Software de Apoyo para la Gestión de Anticoagulantes y Antiagregantes

1. Esta aplicación ofrece herramientas de dosificación personalizada para anticoagulantes orales directos (DOACs) basadas en la farmacocinética del paciente, lo que permite una mejor optimización del tratamiento y una reducción del riesgo de eventos trombóticos o hemorrágicos.

2. AC Target es una aplicación que ayuda a los profesionales de la salud a calcular y ajustar la dosis de warfarina para mantener el tiempo en rango terapéutico de INR, basado en algoritmos y pautas clínicas actuales.

3. Esta aplicación está diseñada específicamente para ayudar en el manejo de pacientes con fibrilación auricular, proporcionando herramientas para calcular el riesgo tromboembólico (CHADS2-VASc), estimar la dosis de anticoagulantes orales y educar al paciente sobre la enfermedad y el tratamiento.

4. AntiCoagApp es una herramienta que ayuda a los médicos a evaluar el riesgo de sangrado y trombosis en pacientes anticoagulados, así como a seleccionar la terapia anticoagulante más adecuada según las características del paciente y las pautas clínicas actuales.

5. Esta aplicación proporciona acceso a información actualizada sobre ensayos clínicos en el campo del síndrome coronario agudo, incluyendo estudios sobre antiagregantes plaquetarios, anticoagulantes y estrategias de intervención coronaria percutánea.

6. INR Pro es una herramienta útil para el seguimiento de pacientes anticoagulados con warfarina, que permite registrar y seguir los valores de INR a lo largo del tiempo, calcular la dosis de warfarina según las necesidades del paciente y recibir recordatorios para el seguimiento y ajuste de dosis.

Estas aplicaciones y software proporcionan herramientas tecnológicas para apoyar la gestión eficaz de anticoagulantes y antiagregantes en la práctica clínica diaria. Desde el cálculo de dosis personalizadas hasta el seguimiento del tiempo en rango terapéutico de INR, estas herramientas pueden mejorar la precisión, la eficiencia y la seguridad del manejo farmacoterapéutico de pacientes con condiciones que requieren terapia antitrombótica.

Programas de Formación Continua en Anticoagulantes y Antiagregantes

1. Asistir a seminarios y conferencias médicas locales, nacionales e internacionales sobre anticoagulantes y antiagregantes es una excelente manera de mantenerse actualizado sobre los últimos avances en el campo y obtener educación continua de expertos en la materia.

2. Numerosas plataformas ofrecen cursos en línea sobre anticoagulación y antiagregación, que abarcan desde conceptos básicos hasta temas más avanzados. Estos cursos suelen ser flexibles y accesibles, lo que permite a los profesionales de la salud aprender a su propio ritmo.

3. Algunas instituciones y organizaciones ofrecen programas de certificación en anticoagulación y antiagregación, diseñados para brindar una formación integral y una acreditación reconocida en el campo.

4. Participar en webinarios y podcasts sobre temas relacionados con la anticoagulación y la antiagregación proporciona una forma conveniente de acceder a contenido educativo y actualizado sin salir de la oficina o el hogar.

5. Explorar recursos en línea como artículos científicos, guías clínicas, estudios de casos y material educativo proporcionado por organizaciones médicas y académicas es una forma efectiva de mantenerse al día con los últimos desarrollos en el campo.

6. Participar en programas de mentoría con colegas más experimentados en el campo de la anticoagulación y la antiagregación puede ofrecer oportunidades únicas para el aprendizaje práctico y el intercambio de conocimientos.

7. Realizar rotaciones clínicas en servicios especializados en anticoagulación, como clínicas de trombosis o cardiología, proporciona una experiencia práctica invaluable y la oportunidad de aprender de expertos en el campo.

8. Aprovechar eventos de actualización profesional organizados por sociedades médicas, hospitales o instituciones académicas locales para obtener información actualizada y networking con otros profesionales de la salud.

Al participar en estos programas de formación continua, los profesionales de la salud pueden mejorar sus habilidades y conocimientos en el manejo de anticoagulantes y antiagregantes, lo que les permite brindar una atención de mayor calidad y seguridad a sus pacientes.

CAPÍTULO 10: CONCLUSIONES Y RECOMENDACIONES FINALES

RESUMEN DE PUNTOS CLAVE

- Se destacó la importancia de un manejo cuidadoso y personalizado de anticoagulantes y antiagregantes para prevenir eventos trombóticos y hemorrágicos en pacientes con diversas condiciones médicas.
- La educación adecuada de los pacientes sobre su tratamiento, incluyendo la importancia de la adherencia, el reconocimiento de signos de sangrado y la comprensión de las interacciones medicamentosas y alimentarias, es fundamental para el éxito del tratamiento.
- Se enfatizó la necesidad de monitorear regularmente la eficacia y seguridad del tratamiento, mediante pruebas de laboratorio como el INR en pacientes anticoagulados con warfarina, así como el uso de herramientas de seguimiento y registros para evaluar la respuesta al tratamiento.

IMPORTANCIA DE LA COLABORACIÓN INTERDISCIPLINARIA

- Se subrayó la importancia de la colaboración interdisciplinaria entre médicos, farmacéuticos, enfermeras y otros profesionales de la salud en el manejo óptimo de anticoagulantes y antiagregantes. El intercambio de conocimientos y la comunicación efectiva entre los miembros del equipo son fundamentales para garantizar una atención integral y coordinada para el paciente.
- Al centrarse en las necesidades individuales del paciente y trabajar en conjunto para desarrollar planes de tratamiento personalizados, los equipos interdisciplinarios pueden mejorar significativamente los resultados clínicos y la experiencia del paciente.

FUTURAS INVESTIGACIONES Y DESARROLLO

- Se identificaron áreas que requieren más investigación, como el desarrollo y la optimización de nuevas terapias antitrombóticas y antiagregantes con perfiles de seguridad mejorados y una mayor facilidad de uso.
- La identificación de biomarcadores predictivos de respuesta al tratamiento y riesgo de complicaciones podría permitir una selección más precisa de terapias y una estratificación de riesgos más eficaz en pacientes.
- Se destacó la importancia de integrar tecnologías emergentes, como la inteligencia artificial y la telemedicina, en el manejo de anticoagulantes y an-

tiagregantes para mejorar la eficiencia, la accesibilidad y la calidad de la atención médica.

En conclusión, el manejo adecuado de anticoagulantes y antiagregantes es esencial para la prevención y el tratamiento de enfermedades trombóticas y cardiovasculares. La colaboración interdisciplinaria, la educación del paciente y la investigación continua son clave para avanzar en este campo y mejorar los resultados clínicos para los pacientes.

CAPÍTULO 11: ANEXOS

GLOSARIO DE TÉRMINOS

1. Medicamentos que previenen la formación de coágulos sanguíneos o disminuyen su crecimiento.

2. Fármacos que impiden la agregación plaquetaria, reduciendo la formación de coágulos sanguíneos.

3. Una medida estandarizada de la coagulación de la sangre, especialmente importante en pacientes anticoagulados con warfarina.

4. Arritmia cardíaca común caracterizada por latidos cardíacos irregulares y a menudo rápidos.

5. Formación de un coágulo sanguíneo en una vena profunda, generalmente en las piernas.

6. Bloqueo repentino de una arteria pulmonar, generalmente por un coágulo que viaja desde otra parte del cuerpo, como una TVP.

7. Un anticoagulante oral directo que inhibe la trombina.

8. Un antiagregante plaquetario que inhibe la agregación plaquetaria mediante la inhibición del receptor P2Y12.

9. Un anticoagulante oral que inhibe la síntesis de factores de coagulación dependientes de la vitamina K.

TABLAS DE ALIMENTOS Y SUS INTERACCIONES

Se proporcionan tablas detalladas de alimentos y sus interacciones conocidas con anticoagulantes y antiagregantes, incluyendo información sobre alimentos ricos en vitamina K y aquellos que pueden potencialmente interactuar con medicamentos antitrombóticos.

NORMATIVAS Y GUÍAS DE PRÁCTICA CLÍNICA

1. Normativas nacionales e internacionales que proporcionan recomendaciones basadas en evidencia para el manejo de la fibrilación auricular y la prevención de accidentes cerebrovasculares.

2. Documentos regulatorios y guías clínicas que establecen pautas para el uso seguro y eficaz de anticoagulantes orales directos en diversas indicaciones clínicas.

CONTACTOS Y RECURSOS DE APOYO

1. Información de contacto para organizaciones de pacientes que ofrecen apoyo, recursos y educación sobre trastornos trombóticos y enfermedades cardiovasculares.

2. Contactos de sociedades médicas y profesionales que se centran en la anticoagulación y la cardiología, que pueden proporcionar orientación y recursos adicionales para profesionales de la salud.

ÍNDICE

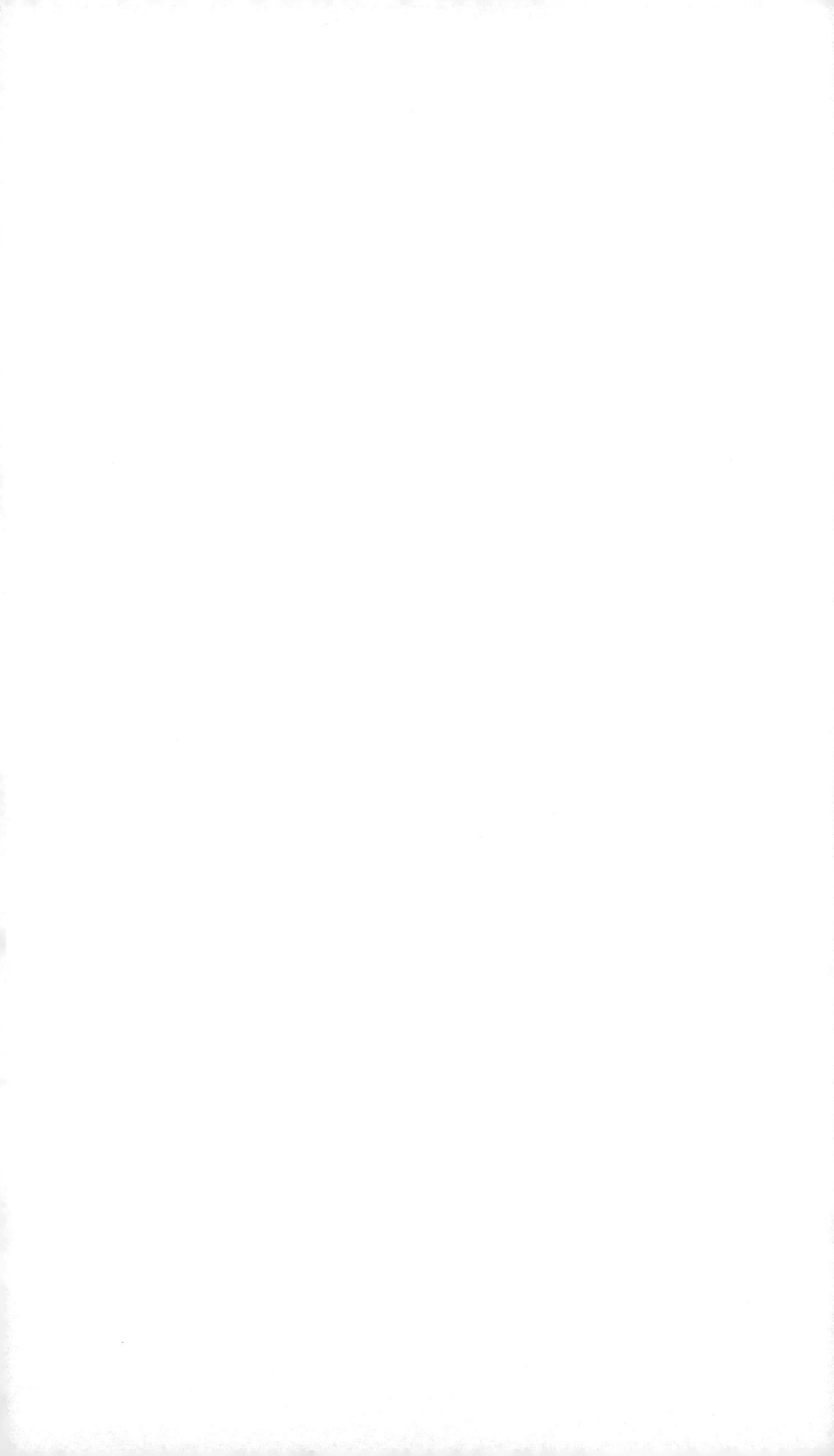